AF500276

MARAT SPÉCIALISTE

DES

MALADIES VÉNÉRIENNES

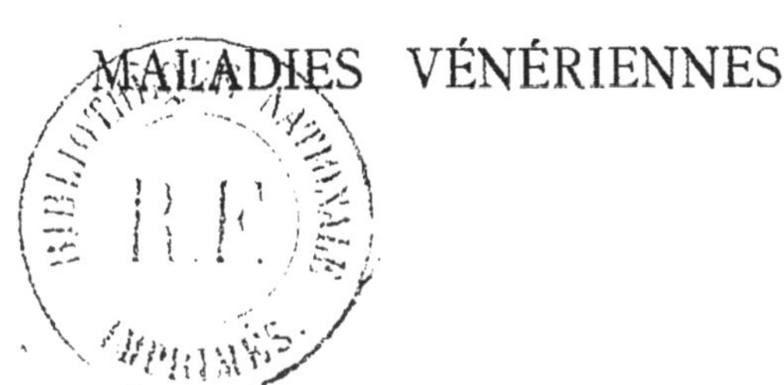
Te 677 93

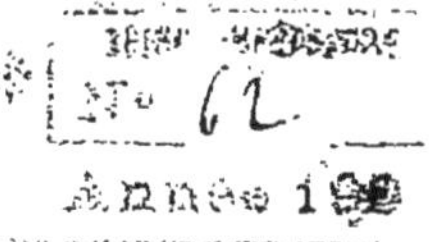

MARAT SPÉCIALISTE
DES
MALADIES VÉNÉRIENNES

BIBLIOTHÈQUE NATIONALE RF IMPRIMÉS

"AN ESSAY ON GLEETS"

(Londres, 1775)

TRADUIT DE L'ANGLAIS

PAR

le Docteur J. PAYENNEVILLE
Médecin des Hôpitaux de Rouen.

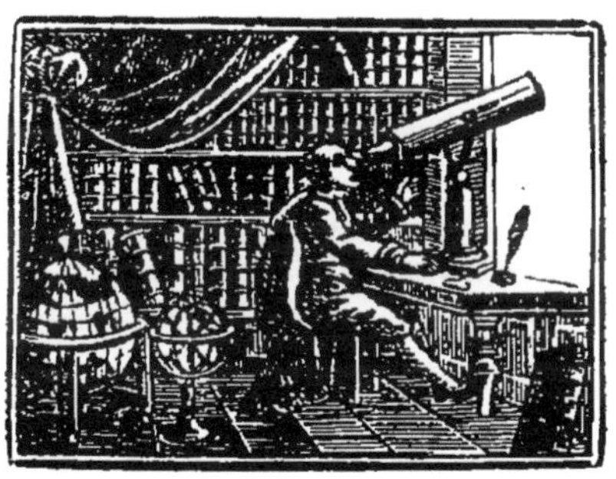

ROUEN
IMPRIMERIE LECERF FILS
1912

IL A ÉTÉ TIRÉ SEULEMENT 80 EXEMPLAIRES NUMÉROTÉS,

DONT 10 SUR PAPIER JAPON.

EXEMPLAIRE N°

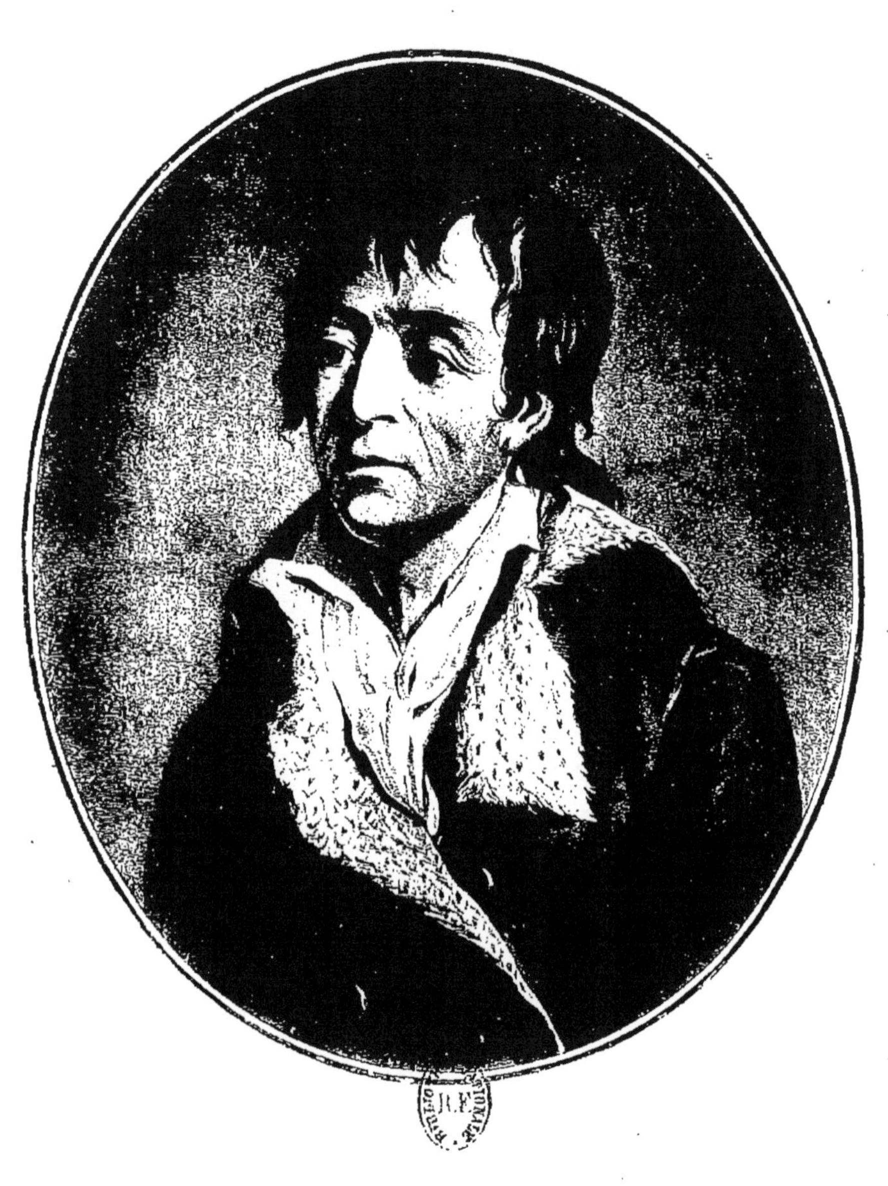

J.-P. MARAT, D. M.

MARAT SPÉCIALISTE
DES
MALADIES VÉNÉRIENNES

BIBLIOTHÈQUE NATIONALE R.F. IMPRIMÉS

" AN ESSAY ON GLEETS "

(Londres, 1775)

TRADUIT DE L'ANGLAIS

PAR

le Docteur J. PAYENNEVILLE
Médecin des Hôpitaux de Rouen.

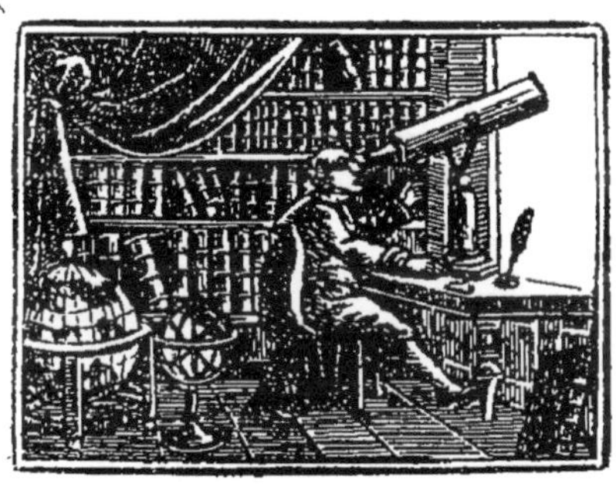

ROUEN
IMPRIMERIE LECERF FILS
1912

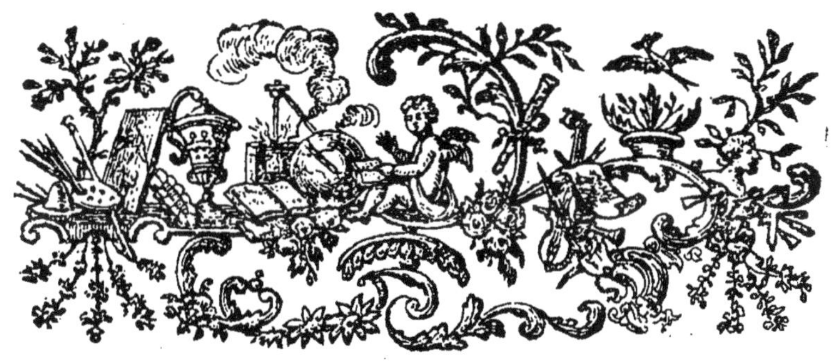

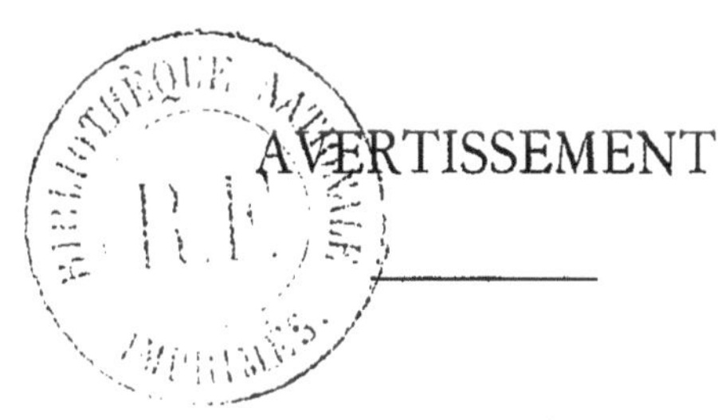

AVERTISSEMENT

La plupart connaissent Marat farouche révolutionnaire, « l'ami du peuple »; bien peu savent qu'il fut aussi un savant et un médecin qui eut son heure de célébrité. Le hasard des découvertes, en me faisant mettre la main sur un exemplaire d'une brochure de Marat, intitulée « An essay on Gleets », ayant trait aux maladies vénériennes, me montra qu'il avait été même un médecin spécialiste[2].

Comme cette brochure est écrite en anglais, il m'a paru intéressant de la reproduire, en la traduisant en

1. Curieux frontispice tiré du mémoire de Marat sur *l'Electricité médicale*. (Acad. de Rouen, 1784.)

2. Il ne s'agit pas d'un exemplaire original, malheureusement, mais d'un des exemplaires de la réimpression de J.-B. Bayley, que je dois d'ailleurs à l'obligeance de M. Bourdin, de Londres, le collectionneur bien connu de tout ce qui a trait à Marat.

français[1], *ce qui, autant que j'ai pu m'en assurer, n'a pas été fait jusqu'ici. Dans la nouvelle édition de son « Marat inconnu », si savamment documenté, le Docteur Cabanès signale bien une réimpression faite par J.-B. Bayley en 1891, mais il ajoute : « Ce travail, presque complètement ignoré, de Marat, mériterait d'être exhumé*[2]. »

C'est cette exhumation que j'ai entreprise, me dispensant d'ajouter d'autres détails biographiques à ceux que cet auteur donne dans son intéressant chapitre sur « Marat spécialiste ». D'ailleurs, en lisant la préface de cette réimpression, dont je viens de parler, et que j'ai traduite également, le lecteur sera suffisamment renseigné sur l'histoire et les conditions de la publication du pamphlet de Marat, intitulé : « An Essay on Gleets. »

J'ai cru bon cependant d'ajouter quelques mots sur le fameux Daran dont il question dans cette brochure, et de reproduire exactement, à titre documentaire, la composition qu'il donne de son remède, et la façon de l'employer.

Daran dit, d'ailleurs, dans un de ses ouvrages[3], *qu'il fit à deux reprises différentes un séjour à Londres, afin de faire connaître et appliquer sa méthode. Cela explique que Marat, qui était en Angleterre à cette*

1. Je tiens à ce sujet à remercier M. G. Benoist, qui a bien voulu vérifier ma traduction et me donner quelques renseignements fort utiles pour rendre plus exactement le sens de certaines phrases.

2. « Marat inconnu », par Cabanès. (2e édition, p. 70.)

3. « Composition du remède de M. Daran » (nouvelle édition, Paris, 1780).

époque, ait entendu parler de ce traitement et ait eu l'idée de se l'approprier en le modifiant. Il est fort probable, en outre, que le chirurgien éminent de Londres dont parle Marat dans sa dernière observation, et dont par discrétion il ne donne pas le nom, n'était autre que Osborne, chargé par Daran d'appliquer sa méthode en Angleterre[1].

Il ne faut pas s'étonner outre mesure que, dans la dernière édition de son ouvrage, datée de 1780, le célèbre inventeur des bougies curatives n'ait pas fait allusion à la brochure de Marat parue cependant en 1775. Cet inventeur heureux était habitué à ce genre de pamphlets, et il aurait eu fort à faire pour répondre à tous les médecins qui, dans le but de s'emparer de sa méthode, y apportaient tour à tour de soi-disant perfectionnements.

Il est difficile, à l'heure actuelle, de savoir si Marat rentre dans la catégorie de ces contrefacteurs, ou si, comme il s'en vante, son procédé diffère sensiblement de celui de Daran.

Quoi qu'il en soit, son intéressante brochure est pleine d'observations très justes et qui dénotent un esprit très perspicace.

Quant au reproche qu'il adresse à Daran d'avoir, dans un but mercantile, gardé secret son remède, ce dernier s'en est justifié plusieurs fois lui-même, en affirmant « qu'il

1. Il est bien regrettable que M. Pilotelle n'ait pas mis à exécution son projet d'écrire un ouvrage sur « Marat pendant son séjour en Angleterre ». Il aurait certainement apporté bien des éclaircissements sur cette période obscure de la vie médicale et scientifique de l'auteur de l' « Essay on Gleets ».

» aurait depuis longtemps dévoilé son secret, s'il n'avait » perdu toute sa fortune dans l'entreprise du canal de » Provence ». Cette excuse, en réalité, n'en est pas une; mais Marat lui-même était-il vraiment si désintéressé qu'il le dit dans sa brochure ?

Je laisse au lecteur le soin de se faire une opinion à ce sujet. Ce qu'il y a de certain, c'est que, malgré ses perfectionnements, la méthode de Marat ne paraît pas à beaucoup près avoir eu le succès de celle de Daran[1].

Rouen, le 6 janvier 1912.

1. Si Marat, d'après ce qu'il dit lui-même dans une de ses lettres, mérita un peu plus tard le titre de « médecin des incurables », ce ne fut pas comme vénérologiste, mais bien plutôt comme médecin spécialiste des maladies de poitrine.

BIBLIOTHÈQUE NATIONALE R.F. IMPRIMÉS

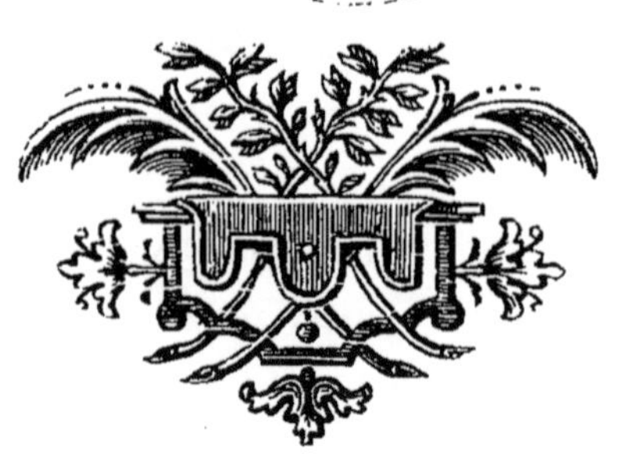

UN

ESSAI

SUR

LA BLENNORRHÉE

DANS LE QUEL

ON fait remarquer ce qu'à de DÉFECTUEUX la MÉTHODE ACTUELLE de traiter les Maladies de l'Urèthre

ET

où on indique LE MOYEN CERTAIN de les GUÉRIR

Par J. P MARAT, M. D.

LONDRES.

Imprimé pour W. NICOLL, in St Paul's Church-Yard, et J. WILLIAMS, in Fleet-street.

[Prix un schilling, broché]

BIBLIOTHÈQUE NATIONALE RF IMPRIMÉS

AU LECTEUR

Je n'aurai pas besoin de solliciter la bienveillance du public quand il saura que ces pages ont été écrites par un étranger insuffisamment au courant de la langue pour en éviter les fautes. Celles-ci, d'ailleurs, seront le plus facilement du monde pardonnées, si le lecteur attache moins d'importance à la tournure du style qu'au sujet lui-même, qui a trait à la santé humaine.

A la Vénérable assemblée des CHIRURGIENS de LONDRES.

MESSIEURS,

Depuis longtemps, à *Londres* et à *Paris*, les Chirurgiens se sont réservé le traitement des Maladies Vénériennes, et les Médecins l'ont généralement dédaigné.

Je ne puis concevoir ce qui fait du traitement de ces maladies votre exclusive prérogative, puisque dans la plupart des cas l'organisme tout entier est atteint, et que très rarement l'intervention d'un chirurgien est nécessaire. Mais comme l'habitude fait loi, je ne prétends pas remonter le courant, et je me contente de vous présenter la méthode la plus efficace pour soigner la blennorrhée. C'est une méthode que j'ai tout d'abord découverte, en réfléchissant à l'état déplorable dans lequel se trouvait un de mes amis intimes, et que j'ai ensuite introduit dans la pratique, à la demande expresse de plusieurs personnes de mon entourage; je l'ai d'ailleurs toujours employée depuis avec succès.

Un homme guidé par le seul intérêt aurait préféré sans nul doute en garder le secret; mais un esprit généreux est au-dessus de tels procédés mercantiles.

Vouloir le bien de la société n'est-il pas le devoir de tous ses membres ? D'ailleurs, quel plaisir extrême, n'est-ce pas, pour un cœur compatissant, de diminuer autant que possible le nombre de ces malheureuses victimes, qui, sans espoir de secours, éprouvent les maux si nombreux auxquels la nature humaine est sujette. Aussi, non content de soulager les malades qui ont recours à moi, je voudrais, grâce à votre appui, en soulager encore bien davantage. Heureux si, à ce point de vue, le fruit de mes efforts n'est pas perdu.

MESSIEURS,

Votre très humble et très obéissant serviteur,

J. P MARAT.

Church street soho,
Nov 21 1775.

UN

ESSAI

SUR

LA BLENNORRHÉE, &c.

J'ENTRE dans mon sujet sans préambule. Une blennorrhée, du fait du manque d'habileté de ceux qui ont la prétention de guérir les maladies vénériennes, est trop souvent le funeste reliquat[1] d'une blennorrhagie aiguë.

L'écoulement est toujours plus ou moins coloré, d'une teinte souvent verte, plus souvent jaune pâle, et quelquefois brun foncé, à cause d'une petite quantité de sang qui s'y trouve mélangée.

Le pus écoulé vient des glandes ulcérées de la tunique interne de l'urèthre; mais quand l'écoulement augmente tout d'un coup, c'est qu'il provient toujours, soit d'une inflammation de la tunique musculaire, comme il arrive quand on a abusé de la bouteille, ou profité trop librement du commerce avec des femmes, soit d'un épaississement des

1. Si cet essai est accueilli favorablement, je présenterai au public une nouvelle méthode de guérir radicalement la blennorrhagie en très peu de temps.

humeurs [1], causé par l'évaporation de l'air intérieur, comme cela se voit au printemps et à l'automne, deux saisons pendant lesquelles l'air atmosphérique étant moins élastique, oppose une moins grande résistance à l'action de l'air interne.

Autrefois, l'écoulement était attribué à un relâchement des tissus malades; c'est une opinion encore accréditée aujourd'hui auprès des ignorants; mais en introduisant une sonde dans l'urèthre, tout le monde peut se convaincre qu'il est uniquement causé par des ulcérations. Daran qui, le premier, fit cette découverte, essaya de guérir la blennorrhée en se servant de bougies suppuratives. Sa méthode fut bientôt adoptée comme étant la plus rationnelle, et depuis ce temps là, elle fut appliquée par les meilleurs praticiens. Il est incontestable qu'elle réussit dans beaucoup de cas; mais, cependant, dans beaucoup d'autres, appliquée par Daran lui-même, elle échoua.

Pendant longtemps j'avais vu employer ces bougies pour guérir la blennorrhée; mais tout en les trouvant fréquemment inefficaces, et comme ce n'était pas ma spécialité de soigner les maladies vénériennes, je n'avais pas porté grande attention à cette méthode. Je fus cependant amené par pur hasard dans la suite, à m'occuper plus particulièrement de ce sujet, comme je vais maintenant le raconter, avec la permission du lecteur.

1. Une preuve de cela, c'est que dans ces cas l'écoulement s'accompagne toujours d'une sensation de chaleur qui n'est pas sentie dans d'autres cas.

Faisant visite un matin chez un de mes amis intimes à Paris, je le trouvai plongé dans le plus profond marasme. Comme je lui en demandais la cause, il me dit qu'ayant été très longtemps entre les mains de Daran pour le traitement d'une blennorrhée, il avait cru à la fin qu'il était complètement guéri, quand, tout d'un coup, il avait été cruellement désillusionné. Sur ce, il me demanda de lui donner quelques conseils de ma compétence, sa situation étant extrêmement critique, car il était sur le point d'épouser une jeune femme d'un certain rang qu'il aimait, et il ne pouvait se faire à l'idée de s'engager tant qu'il serait dans une situation si pénible. Je lui dis alors tout ce qui me vint à l'esprit pour le consoler.

Aussitôt après l'avoir quitté, je ne pus m'empêcher de penser à sa triste position, et de chercher comment je pourrais bien l'en sortir. Le meilleur moyen qui s'offrait à moi était de le guérir.

Je pensai que la méthode suppurative était la seule à employer pour y arriver. N'ayant pas l'habitude d'adopter sans discussion une méthode dès qu'elle était prônée, et encore moins de la suivre aveuglément, je me renseignai sur les causes des échecs fréquents de cette pratique courante, et je fus bientôt fixé à ce sujet.

Après mûre réflexion, j'allai voir mon ami, et je lui proposai d'entreprendre sa guérison. Il accepta joyeusement. Le jour même il loua un appartement à côté du mien. Je commençai immédiatement son traitement, je le suivis de très près, et par une suppuration savamment conduite, il fut radicalement guéri en sept semaines.

Quelques mois après, deux de ses amis, abandonnés comme incurables par Daran, s'adressèrent à moi, réclamant mes soins, et tous deux furent guéris en onze semaines de temps. Mais ce n'est pas le moment d'énumérer les cures faites par ma méthode. C'est pourquoi je m'efforcerai de faire ressortir les défauts de la méthode actuelle, tant dans la préparation que dans l'usage des bougies pour guérir la blennorrhée, et j'indiquerai le meilleur moyen de perfectionner ce traitement de façon à ce qu'il n'échoue jamais.

La méthode actuelle de traiter la blennorrhée est souvent inefficace, parce qu'elle est défectueuse.

Le premier défaut est la dureté de la matière suppurative avec laquelle sont faites les bougies ordinaires. Ceci découle évidemment de la structure des parties malades. La tunique interne de l'urèthre, qui est toujours enflammée dans la blennorrhagie aiguë, l'est rarement dans la blennorrhée.

Les lésions de la blennorrhée siègent ordinairement dans la tunique glandulaire au-dessous de la musculaire; l'abondance de la suppuration en est une preuve. Cette assertion est d'ailleurs contrôlée par la dissection. De la sorte, il est évident qu'une bougie ordinaire introduite dans l'urèthre, et agissant directement sur la tunique interne, ne peut produire qu'une suppuration insuffisante des parties ulcérées, et, par suite, est incapable d'amener la guérison.

S'il en est ainsi quand les ulcérations de la paroi glandulaire siègent au niveau des orifices lacunaires de la muqueuse, combien à plus forte raison en sera-t-il de même lorsque le virus destructeur aura pénétré plus profondément et produit une sorte de sinus, comme c'est toujours le cas dans les gonorrhées invétérées.

Un autre défaut des bougies ordinaires, c'est aussi le manque de graduation dans leur pouvoir suppuratif.

Cela est si bien connu, que les praticiens n'emploient qu'une sorte de bougies suppuratives faites avec un onguent à base de litharge et d'huile d'olives, alors que, afin de pouvoir régler convenablement la suppuration, les bougies devraient être plus ou moins suppuratives suivant les degrés de la maladie.

Après un usage prolongé des bougies suppuratives, les praticiens en emploient d'autres dessiccatives, et cela à un moment où la suppuration est encore très abondante. Mais il saute aux yeux de ceux qui ont la moindre notion des moyens employés par la nature pour produire la cicatrisation, qu'un tel passage brusque d'un remède, qui a un aussi grand pouvoir suppuratif, à un autre doué au contraire d'une action dessiccative, ne peut jamais produire le résultat cherché. Après une violente suppuration entretenue ainsi pendant longtemps, loin de bourgeonner et de se cicatriser la cavité des ulcérations s'est élargie, et toutes les fibres environnantes ont perdu leur élasticité naturelle.

Ainsi les bougies dessiccatives employées aussitôt après, étant toutes astringentes et n'agissant que sur les parties directement en contact avec elles, ne peuvent que rétracter et dessécher les bords des ulcérations, et par suite les indurer. L'écoulement se trouve alors arrêté pour quelque temps, mais il ne manque jamais de reparaître quand, pour une cause ou pour une autre, il se fait un peu de congestion.

L'usage des bougies ordinaires, telles qu'elles sont faites actuellement, est non seulement défectueux, mais encore irrationnel et nuisible.

Dans les bougies ordinaires, l'enduit suppuratif s'étend sur toute la surface. Or, n'est-il pas vraiment absurde, pour soigner quelques endroits ulcérés, d'appliquer le remède sur l'urèthre tout entier ? En faveur de cette façon de procéder, on allègue généralement que c'est seulement en donnant au médicament cette extension qu'on peut être sûr d'atteindre toutes les parties malades et d'agir sur elles ; mais, pourtant, on peut facilement déterminer le siège des lésions en introduisant doucement dans l'urèthre une sonde, et alors seulement on doit appliquer le remède [1].

Absurde est cette méthode, dis-je ; mais cela ne serait rien s'il n'y avait pas pire ; malgré tout, chaque praticien conserve l'habitude d'affirmer que ses bou-

1. N'est-ce pas vraiment raisonner avec beaucoup de logique, et ne retrouve-t-on pas là l'idée directrice du traitement par les instillations de nitrate d'argent, méthode qui a eu et a encore tant de partisans ?

gies ne sont pas irritantes. Il est évident que, si vraiment elles n'étaient pas irritantes, elles ne pourraient rien faire, car on ne peut produire de suppuration sans inflammation.

Il est donc clair que l'application prolongée d'un remède irritant sur toute la paroi de l'urèthre doit être suivie de fâcheuses conséquences, telles que la rétraction et, quelque temps après, le relâchement de ses fibres. Combien n'ai-je pas entendu de malades se plaindre d'avoir à peu près perdu leur virilité à la suite d'un traitement par ces bougies, prolongé pendant quelques mois. Chez plusieurs d'entre eux, j'ai même vu les fibres de cette paroi tellement rétractées que la saillie des glandes avait disparu à l'intérieur, et cette rétraction était souvent accompagnée de douleurs atroces au moment des érections; mais la plus fatale des conséquences résultant de l'emploi de cette méthode pour traiter la blennorrhée est une difficulté permanente pour uriner. Les bougies dessiccatives employées pour amener la cicatrisation des ulcères ne manquent jamais de sécher à l'excès les parties avec lesquelles elles sont en contact; aussi produisent-elles une cicatrice trop dure. Il en résulte un rétrécissement plus ou moins serré de l'urèthre, qui diminue toujours le jet d'urine.

En faisant ressortir les défauts de cette manière de conduire la suppuration dans le but de guérir la blennorrhée, j'indique en quelque sorte la meilleure façon de faire; mais comme cette méthode efficace employée pour soigner les malades présente un certain nombre de points importants à signaler, je préfère la décrire en entier.

Mon premier soin est d'examiner les parties malades. Je prends une bougie en cire blanche, rendue plus molle par l'addition d'une petite quantité de térébenthine. Je la fais arrondie et lisse à l'une de ses extrémités, que je trempe dans du mucilage de mauve des marais[1], et, ensuite, je l'introduis doucement dans l'urèthre jusqu'à la vessie, notant avec soin les endroits où le malade accuse une douleur aiguë, et je considère ces endroits comme étant le siège de la maladie. Après m'être ainsi assuré de l'endroit exact où se trouvent les lésions, je prends une autre bougie semblable sur laquelle je marque les points correspondants aux ulcérations ; je répands, autour de ces points, une petite quantité de l'enduit suppuratif que je polis, en roulant la bougie entre mes doigts ; je lubréfie avec le mucilage de mauve des marais, et j'introduis alors cette bougie dans l'urèthre. Quand je juge que le remède est bien en contact avec les ulcérations, je recourbe l'extrémité extérieure de la bougie ; il n'y a besoin de rien de spécial pour la fixer : il suffit seulement de la pincer un peu.

L'onguent suppuratif dont je me sers d'abord est du diachylum à la gomme. Cet onguent est plus mou que celui qu'on emploie d'habitude, afin qu'étant dissous plus complètement par la chaleur du corps, il pénètre mieux dans la cavité des ulcérations.

1. Je me sers de mucilage de mauve des marais à la place d'huile, parce qu'il n'empêche pas la cicatrisation des ulcérations, comme le font les substances huileuses.

Le temps pendant lequel je continue à faire usage de ce genre de bougies est proportionné à l'ancienneté de la maladie, et, pour en fixer la durée, il faut la perspicacité d'un habile praticien.

Les humeurs sécrétées au niveau des ulcérations sont caustiques; elles vicient le sang et empêchent son assimilation à la substance des fibres; et, outre cela, l'adhérence de ces humeurs à la surface des fibres les maintient dans un état de rigidité qui empêche leur extension. Aussi est-ce la première raison pour laquelle, en évacuant ces humeurs, la suppuration apparaît comme nécessaire. Il en est une seconde : la suppuration, en effet, ramollit les bords indurés des ulcérations et aide les fibres irritées à se débarrasser de ces fluides visqueux dont elles sont remplies.

Après m'être servi ainsi de diachylum à la gomme, je fais faire quatre fois par jour des injections avec une solution faible de sel ammoniac [1] dans de l'eau ordinaire, et je prescris de conserver l'injection dans l'urèthre pendant cinq minutes à chaque fois. Entre deux, je fais usage d'une substance légèrement suppurative, telle que « l'onguent de la Mer » [2].

Le temps pendant lequel on se sert de l'injec-

1. Quoique la solution de sel ammoniac ait un pouvoir dissolvant sur les substances indurées, cependant elle n'attaque pas les parties saines.

2. Cet onguent est à peine, pour ne pas dire pas du tout, connu en Angleterre. La formule de sa composition peut être trouvée dans le formulaire de Paris.

tion et de la substance suppurative est également proportionné à l'ancienneté de la maladie; il doit être prolongé davantage si on a employé avant, quelque injection astringente, ou si, en passant la sonde, on a senti des indurations de l'urèthre.

Quand l'usage de cette première substance suppurative est interrompu, j'en emploie une autre faite avec :

Litharge (litharge dorée).	VI onces.
Huile d'olive...........	XII »
Cire jaune.............	IV drachmes.
Térébenthine de Venise..	II »
Bol d'Arménie..........	II »

Chaque jour j'en diminue le pouvoir suppuratif en y mettant quelques gouttes de baume du Pérou, et je continue à l'employer jusqu'à ce que les ulcérations soient cicatrisées.

Pour guérir les blennorrhées légères, il faut généralement de 25 à 30 jours; quant aux plus rebelles, leur traitement excède rarement dix semaines.

Mais, à ces remarques, je dois en ajouter un petit nombre d'autres tout à fait importantes.

Il y a des malades, atteints de ces affections, qui sont d'un tempérament lymphatique, ou chez lesquels le virus vénérien a infecté tout le corps; dans ce cas, il faut purifier les humeurs avant de chercher la guérison des ulcérations.

Si le sujet est d'un tempérament phlegmatique ou pléthorique, les ulcérations ont toujours du mal à se cicatriser. On ordonnera alors de prendre pendant tout le temps du traitement un drachme de poudre d'écorce de quinquina dans un verre de vin rouge par jour.

Telle est ma méthode pour traiter les blennorrhées, et si dix années de pratique avec un succès constant peuvent être considérées comme un temps suffisant pour prouver son efficacité, je peux proposer ma méthode aux praticiens judicieux, et me vanter que tous ceux qui l'adopteront trouveront la plus grande satisfaction dans son emploi.

Parmi les nombreux exemples que je pourrais citer, pour montrer la supériorité de ma façon de faire sur toutes les autres, je me contenterai de rapporter les deux suivants :

En 1762, M. J. A... contracta une blennorrhagie aiguë à Naples. Là, il consulta le fameux T***. Ayant été pendant plusieurs mois entre ses mains sans en tirer aucun bénéfice, il alla à Rome, où l'appelaient des affaires importantes ; là encore, il fut traité pendant assez longtemps par un praticien réputé, mais sans plus de résultat.

De Rome il alla à Florence, où il reçut aussi les soins des meilleurs chirurgiens.

Il avait ainsi perdu deux années en essais infructueux, quand il vint à Paris, où il fut traité deux ans de suite par le célèbre Daran. Pendant cette période il subit une longue série de remèdes. L'écoulement fut bien arrêté quand on se servit des bougies dessiccatives, mais il ne tarda pas à reparaître.

Il y a cependant un fait, qui doit paraître étrange à première vue, c'est que le retour de l'écoulement se faisait périodiquement. Il se déclarait chaque année au début du printemps et de l'automne.

De Paris, le malade revint à Londres, son lieu de résidence. Désirant se guérir, il s'adressa à un chirurgien éminent (qu'il ne serait pas impartial de nommer) qui, pendant dix-huit mois, le soigna avec beaucoup d'assiduité. Nombreux furent les remèdes employés pour vaincre l'écoulement. On essaya, entre autres, à nouveau la méthode suppurative, et par l'emploi des bougies dessiccatives l'écoulement fut encore une fois arrêté. La suppression de l'écoulement fut considérée comme une marque de guérison, et pour écarter dans l'esprit du malade le moindre doute à ce sujet, on lui conseilla de boire du punch assez abondamment. C'est ce qu'il fit; mais l'essai ne fut pas plutôt terminé, que l'écoulement revint aussitôt avec une grande acuité. Déçu par tant de rechutes, le malade était décidé à abandonner son sort à la seule Nature, et pendant un certain temps il resta sur cette décision, jusqu'à ce que, entendant parler (par un ami) de quelques cures remarquables que j'avais opérées chez des malades se trouvant dans son cas, et ne voulant avoir rien à se reprocher à lui-même, il résolut de tenter cette dernière expérience.

Quand il s'adressa à moi [1] son écoulement était précisément revenu; il était d'un vert foncé et très abondant, en même temps qu'il s'accompagnait de cuisson. L'érection de la verge entraînait des douleurs violentes, et la tunique musculaire de l'urèthre était tellement contracturée, que l'orifice des glandes

1. En octobre 1769.

était rétracté en dedans. L'urine s'écoulait par un petit jet, lentement et difficilement. Quelquefois le malade éprouvait une espèce de rétention, et il ne pouvait arriver à uriner sans passer une bougie jusqu'au col de la vessie, une fois par jour.

Mon premier soin fut de relâcher les parties contracturées, et cela grâce à des injections adoucissantes; au bout d'une semaine, les érections n'étaient plus du tout douloureuses, les orifices des glandes étaient à nouveau redevenus saillants, et la cuisson avait considérablement diminué.

Soupçonnant l'infection d'avoir atteint tout le système lymphatique, et comme le malade était d'un tempérament plutôt pléthorique, je lui fis prendre pendant quelque temps des breuvages sudorifiques.

Quand je pensai que ses humeurs étaient bien purifiées, j'employai les remèdes suppuratifs, comme je l'ai expliqué plus haut, et au bout de trois mois environ, les ulcérations furent cicatrisées.

Voilà maintenant près de cinq ans que ce malade se considère comme complètement guéri.

Depuis lors, la difficulté [1] d'uriner a été en diminuant de jour en jour, et depuis dix-huit mois il n'a plus besoin de se passer de bougie dans le col de la vessie.

Tel est le premier cas auquel je faisais allusion;

1. Quand la difficulté d'uriner, qui généralement accompagne la blennorrhée, vient de quelque autre cause que de l'irritation de l'urèthre, il faut, pour la faire disparaître, employer une méthode particulière.

BIBLIOTHÈQUE NATIONALE

le second est en quelque sorte plus extraordinaire.

M. J. G..., artiste célèbre[1], ayant contracté une blennorrhagie aiguë à Milan, fut pendant plusieurs mois entre les mains d'un chirurgien de cette ville, et cela sans que son état ne s'améliorât. De Milan, il vint en Espagne, et là, pendant vingt-cinq ans, il fut soigné par tous ceux qui avaient quelque réputation dans l'art de guérir les maladies vénériennes.

Chacun des praticiens essaya d'abord tour à tour toutes sortes de remèdes, et finit témérairement par employer les astringents, afin de tarir l'écoulement et de pouvoir réclamer des honoraires.

L'écoulement disparut une fois onze mois, mais il reparut, sans cause apparente, plus violent que jamais, et depuis lors, jusqu'à ces dernières années, il se reproduisait chaque fois que le malade avait fait de trop abondantes libations.

Comme le siège du mal était la fosse naviculaire, l'urine sortait toujours assez librement; mais le patient éprouvait tous les autres symptômes pénibles qui accompagnent habituellement la blennorrhée.

Ayant passé vingt-sept ans à se désoler, et étant abandonné comme incurable, le malade s'adressa à moi. Son affection était tellement invétérée, que je conçus quelque doute sur sa guérison. Je me lançai

1. La discrétion est un des devoirs du médecin; mais, malgré le déplaisir que pourraient éprouver les malades en question à voir leur nom publié, ils ne refuseraient pas leur affirmation à l'appui de la vérité, si d'autres malades désiraient un entretien privé. Ils me l'ont promis d'ailleurs.

cependant dans un traitement raisonné, et, à ma grande surprise, après des soins régulièrement suivis pendant onze semaines, mon malade se considéra lui-même comme entièrement guéri ; au surplus, depuis deux ans, il n'a constaté aucune rechute, *bien qu'il se soit adonné à la bouteille.* Et je puis affirmer hardiment que l'écoulement étant impossible à arrêter par la suppuration, les ulcérations sont certainement cicatrisées d'une façon définitive, quand pendant assez longtemps elles n'ont donné lieu à aucun écoulement de pus.

Je conclurai en disant que, puisqu'une cure radicale a pu être obtenue dans ces deux cas, *il n'y a pas de blennorrhée incurable : et même qu'il n'y en a pas qui ne puisse être guérie facilement et rapidement si elle est traitée convenablement.*

FIN.

NOTES EXPLICATIVES

1° Préface de J.-B. Bayley, pour la réimpression des deux brochures de Marat : « An Essay on Gleets » et « A singular disease of the eyes », Londres, 1891.

2° Composition exacte du remède de Daran, tel qu'il est décrit dans son ouvrage (1780).

I.

PRÉFACE DE J.-B. BAYLEY,

pour la réimpression des deux brochures de Marat :

« AN ESSAY ON GLEETS »

et « A SINGULAR DISEASE OF THE EYES »,

Londres, 1891.

Les deux pamphlets ici réimprimés furent écrits en anglais par Jean-Paul Marat, à l'époque où il habitait Church street, Soho, et y exerçait la médecine.

L'une et l'autre de ces deux brochures sont excessivement rares. Parlant de la première, M. Morse Stephens dit, dans son article sur « Marat », dans l'*Encyclopædia Britannica*[1] : « Aucun exemplaire n'a pu être trouvé. » Un seul exemplaire a été découvert depuis la date de la publication de cette notice de M. Stephens; il est actuellement entre les mains du Dr J.-F. Payne. Il n'y a également qu'un seul exemplaire de connu de la seconde brochure : il est à la bibliothèque de la Société royale de Médecine et de Chirurgie de Londres. J'ai à remercier le Conseil de cette Société, et le Dr Payne, de l'amabilité avec laquelle ils m'ont confié les deux exemplaires de ces pamphlets pour m'en permettre la réimpression[2].

La première brochure est dédiée à la vénérable Société des Chirurgiens de Londres et est datée de novembre 1775.

1. Neuvième édition, vol. XV, page 256.

2. Je tiens de M. Bourdin qu'il est passé en vente, il y a quelques mois, à Londres, un exemplaire original de « An Essay on Gleets », mais il a été impossible de savoir quel en était maintenant l'heureux propriétaire.

Comme le caractère d'imprimerie était abîmé, le quantième du mois ne peut être établi d'une façon certaine sur l'exemplaire qui a servi à cette réimpression : il n'y en a d'ailleurs pas d'autre auquel je puisse me reporter. La date est le 21 ou le 24 : quant au mois et à l'année, il n'y a aucun doute. La seconde brochure est accompagnée d'une adresse à la Société royale, et est datée du 1er janvier 1776. Comme Marat retourna à Paris en 1777, ces deux ouvrages furent donc imprimés vers la fin de son séjour à Londres.

Peu de mois avant la publication de « Essay on Gleets », Marat avait reçu le grade de Docteur en Médecine de l'Université de Saint-André. Ce grade était honorifique, et, selon la coutume à cette époque, était donné sur la recommandation de deux médecins connus du Conseil des Professeurs. Ce furent Hugh James et William Buchan, docteurs en médecine à Edimbourg, qui recommandèrent Marat. Ce dernier ne passa aucun examen pour acquérir ce grade, et n'alla probablement même pas à Saint-André pour le recevoir. A cette époque, c'était l'habitude de délivrer le diplôme contre versement des droits spéciaux.

M. Morse Stephens[1] pense que Marat reçut des grades d'autres Universités, et cela, parce qu'en 1777, sur sa nomination de médecin aux gardes du corps du comte d'Artois, il est désigné comme « Docteur en médecine de plusieurs Facultés d'Angleterre ».

Mais on doit faire remarquer qu'à cette date il y avait très peu d'Universités ou de Facultés délivrant des grades de docteur en médecine, et qu'en outre, les Universités plus anciennes n'accordaient pas ce titre d'une façon honorifique. Il est certain que Marat séjourna quelque

1. Academy, 23 septembre 1882.

temps à Edimbourg et à Dublin, mais il n'est pas fait mention d'un grade qu'il aurait reçu à l'une ou l'autre de ces deux Universités.

Malgré les recherches minutieuses faites par des historiens, on n'a pu trouver trace d'autres grades obtenus par Marat, et on peut affirmer hardiment que la précédente énumération des titres de ce dernier n'est qu'une amplification du titre de docteur en médecine de Saint-André.

Il est évident, d'après ces deux publications, que Marat exerça la médecine à Paris avant d'aller à Londres. En effet, dans « Essay on Gleets »[1], il parle de ses dix années de pratique ; ceci peut nous mettre vràisemblablement sur la voie pour établir la date exacte du début de sa vie professionnelle. Il ne dut pas exercer la médecine pendant longtemps avant de venir s'établir en Angleterre. Il élut résidence, en effet, en Angleterre en 1766. L' « Essay » est daté de novembre 1775, et Marat était né en 1742 : En se basant sur les dix ans dont il parle, il est probable qu'il a dû commencer à exercer la médecine vers 1765, date à laquelle il était âgé de 23 ans.

Le pamphlet « Gleet » montre que les premiers travaux de Marat n'avaient pas trait uniquement à cette partie spéciale de la médecine. M. Morse Stephens[2] dit : « De Bordeaux, il vint à Paris, où il fit la cure merveilleuse d'une maladie des yeux, qui avait été considérée comme incurable par les médecins et même par les charlatans ; et cela, par l'électricité ». Il s'agit sans aucun doute du cas de « Charlotte Blondel », décrit à la page 34 de cette réédition. Marat dit lui-même, en parlant des bougies dans le traitement de la blennorrhée : « Comme cela n'était pas

1. Page 17 de cette réimpression.

2. History of French Revolution, vol. I, p. 216.

» ma spécialité de soigner les maladies vénériennes, cette » méthode n'avait pas retenu mon attention ».

Marat avait évidemment en tête d'autres travaux médicaux. Dans « Essay on Gleets », il dit : « Si cet essai est » accueilli favorablement, je présenterai au public une » nouvelle méthode de guérir radicalement et en peu de » temps la gonorrhée ».

Il en parle également dans sa brochure sur les maladies de l'œil[1], à l'occasion de l'action du mercure : « Une » étude complète de ces maladies dépasserait les limites » que je me suis fixées; c'est pourquoi j'en réserve le » sujet pour une prochaine publication. » Il est presque certain que ces intentions ne furent jamais réalisées. Watt, dans sa « Bibliotheca Britannica », donne les titres des deux pamphlets que je fais réimprimer, mais ne parle pas des autres, qui, autant que j'ai pu m'en assurer, ne virent jamais le jour.

Le Daran qui soigna les cas décrits dans le premier pamphlet, avant qu'ils ne fussent observés par Marat, était « Jacques Daran [1701-1784] », qui se fit remarquer d'une façon toute spéciale pendant son passage dans l'armée, lors d'une épidémie de peste à Messine; après avoir voyagé à travers toute l'Europe, il demeura à Marseille, puis finalement se fixa à Paris. Ce furent surtout ses bougies spéciales pour le traitement des maladies de l'urèthre qui le rendirent célèbre. Il garda le secret de la composition de ses bougies, et amassa ainsi une fortune énorme. Plus tard, pourtant, il mourut à Paris, étant dans une situation très précaire.

Le fameux T***, dont il est question dans l'observation

1. Page 29 de la réédition.

rapportée page 17, ne put être identifié d'une façon absolue par moi.

L' « ingénieux oculiste M. Miller », cité page 44, était probablement John Miller, un spécialiste qui mourut à Edimbourg en 1815, ayant occupé pendant quarante-huit ans une situation prépondérante dans la ville. Il fut d'abord établi sous son propre nom, « 7, Parliament close », et ensuite dans « Nicolson street », sous le nom de Miller and Adie.

Les originaux des deux brochures qui suivent étaient imprimés in-quarto sans aucun titre dans le texte; le numéro de la page était simplement mis entre guillemets au coin de chaque page. Les réimpressions reproduisent fidèlement les originaux au point de vue de l'orthographe, de la ponctuation, etc... Je n'ai pas corrigé des fautes, même grossières : en résumé, ces deux pamphlets sont réédités exactement tels que Marat les a écrits.

La nationalité de Marat ressort très manifestement dans plus d'un passage, où, tandis qu'il se sert d'expressions anglaises, la phrase a conservé complètement la tournure française.

Dans la préface de la première brochure, d'ailleurs, il s'excuse de son imparfaite connaissance de la langue dans laquelle il écrit.

La seconde brochure sur l'œil est imprimée avec cette prodigalité de majuscules si répandue dans les ouvrages de cette époque. Ce qui est assez curieux, c'est que dans « Essay on Gleets », on ne constate pas cet usage démesuré des majuscules, qui ne se rencontrent que là où elles sont absolument nécessaires. Il n'y a pas de note (b) dans l'édition originale du traité sur l'œil, mais cependant les lettres de l'alphabet se suivent exactement.

Dans le second pamphlet, le terme « gentlemen », qui se trouve également au commencement et à la fin de l'envoi à la Société royale, est manuscrit. L'écriture est certainement celle d'un étranger. M. Stephens pense que, selon toute probabilité, ce mot est écrit de la main de Marat lui-même [1], et que cet exemplaire est celui qui fut envoyé par Marat à la Société. Comme il n'y a pas d'autre exemplaire connu, il est impossible de voir si le mot fut ajouté à tous les autres exemplaires, ou s'il fut écrit par Marat sur celui-là seulement. Dans la première brochure, au contraire, « gentlemen » est imprimé, et il paraît certain alors que pour l'autre exemplaire il s'agissait d'une omission, remarquée trop tard par l'auteur pour pouvoir être ajoutée. Si c'était vraiment l'exemplaire adressé par Marat à la Société, il devrait faire partie de la collection de la Société royale; or, il n'y a rien qui indique qu'il ait jamais figuré dans cette bibliothèque.

1. Academy, *loc. cit.*

II.

COMPOSITION DES REMÈDES EMPLOYÉS PAR M. DARAN DANS LES MALADIES DE L'URÈTHRE.

LES BOUGIES.

On en distingue de trois sortes : les grosses, les moyennes et les petites.

PRÉPARATION DES PREMIÈRES BOUGIES.

Il faut prendre des feuilles de ciguë, de nicotiane, de lotier odorant ou trèfle musqué, des fleurs et des feuilles de mille-pertuis, une grande poignée de chacune, coupées menu et hachées. Les mettre dans un chaudron avec dix livres d'huile de noix. Ajoutez une livre de fiente de brebis sèche ; posez le chaudron sur un feu modéré, et faites bien cuire ces plantes jusqu'à ce qu'elles soient comme rissolées ; passez ensuite le tout à travers un linge avec une forte expression. Remettez l'huile dans le chaudron bien nettoyé sur le feu ; mêlez-y trois livres de saindoux et trois livres de suif de mouton, et lorsque tout est bien fondu et bien chaud, ajoutez-y peu à peu huit livres de litharge en poudre bien fine, en remuant toujours avec une palette de bois, pour que la litharge ne s'attache pas au fond du chaudron ; laissez bouillir le tout à petit feu pendant une heure ; après quoi vous y ajouterez encore deux livres de cire jaune et vous continuerez à faire bouillir jusqu'à ce que la matière soit d'une bonne consistance [1]; alors vous y tremperez de la toile fine à demi-usée, de huit pouces de large sur trente-six de long, et vous en couperez de petites bandes en languettes longues de sept pouces, mais plus ou moins larges suivant la grosseur des bougies que vous voulez faire.

Une ligne de largeur donnera les bougies les plus fines, et ainsi de suite de ligne en ligne jusqu'à quatre qui sont les plus grosses, ayant toujours égard à l'épaisseur de la toile.

Vous raclerez les petites bandes avec le dos d'un couteau pour les rendre bien unies et bien lisses; vous les plierez sous vos doigts comme un ourlet; et vous les roulerez sur une table bien unie, avec une tablette de bois dur, d'un demi-pied de long, large de quatre pouces, et d'un demi-pouce d'épaisseur, jusqu'à ce qu'elles soient bien unies, de sorte qu'en les passant entre les doigts on ne sente aucune inégalité. Elles doivent être plus minces d'un bout que de l'autre, allant toujours en diminuant; et il faut que le petit bout soit arrondi, de façon qu'en l'appliquant sur la joue, il ne pique point : alors les bougies sont faites et on les garde étendues et séparées sur une planche, jusqu'à ce qu'elles soient assez sèches pour ne pas se coller l'une contre l'autre.

PRÉPARATION DES SECONDES OU MOYENNES BOUGIES.

Prenez une partie de la composition dont il a été parlé ci-dessus et deux parties de cire jaune; faites-les fondre ensemble en remuant toujours. Quand le tout est bouillant, trempez-y votre toile comme aux premières bougies, et coupez-les en petites bandes pour en former des bougies moyennes.

1. Il est très essentiel qu'elle ne soit pas trop sèche, ni trop molle; trop sèche, la bougie se casserait et blesserait le malade; trop molle elle se replierait sur elle-même et entrerait difficilement.

PRÉPARATION DES TROISIÈMES OU PETITES BOUGIES.

Il faut prendre une partie de la première composition et quatre parties de cire jaune; et, pour tout le reste, faire de même qu'aux premières et secondes bougies.

ONGUENT ANTIGONORRHIQUE POUR OINDRE LES BOUGIES DE LA PREMIÈRE ESPÈCE, QUAND ON VEUT EN FAIRE USAGE.

Cet onguent est composé de quatre onces de baume de copahu et de deux onces d'emplâtre de diapalme fondu au feu dans le baume. Ensuite, il faut y ajouter une once de fiente de brebis bien fine, passée par un tamis, que vous mêlerez bien avec une spatule, jusqu'à ce que la matière soit refroidie.

Les autres bougies se frotteront avec de l'huile seulement pour faciliter leur introduction, sans quoi elles n'entreraient que difficilement et avec douleur.

PRÉPARATION DES PILULES ANTIVÉNÉRIENNES QU'ON FAIT PRENDRE AUX MALADES QUAND LES BOUGIES ENTRENT AISÉMENT ET QUE LES OBSTACLES SONT LEVÉS.

Prenez du mercure doux,
de la poudre de Jalap,
de la scammonée,
de la gomme de Gayac,

de chacune de ces drogues une once; faite-en une masse avec ce qu'il faut de sirop de rose solutif, et formez-en des pilules de cinq grains chacune, que les malades prendront tous les jours à la dose de deux ou trois pilules le soir en se couchant ou le matin en se levant : si le malade doit être purgé, il en prendra cinq à six, suivant les indications et les tempéraments.

A l'égard des tisanes, elles doivent être adoucissantes et émollientes, légèrement apéritives, préparées avec des fleurs de guimauve, de bouillon blanc, de pas-d'âne, de pariétaire et d'autres, toujours avec quelques grains de nitre purifié; le tout suivant les circonstances où se trouve le malade.

A la fin du traitement, on prend des eaux minérales ferrugineuses pendant huit à dix jours, à la dose de deux, trois ou quatre livres dans une heure et demie, selon la qualité des eaux : et c'est l'usage qui conduit dans ce cas le médecin et le malade.

N. B. — En attendant que les malades aient acquis l'usage de faire les bougies, suivant la manière indiquée ci-dessus, ils en trouveront de toutes préparées chez M. Daran, qui en fait toujours pour sa pratique[1].

1. Ces pages sont tirées de l'ouvrage suivant : *Composition du remède de M. Daran*, nouvelle édition, chez Didot le jeune. Paris, 1780 (pages XXXVII et suivantes).

BIBLIOTHÈQUE NATIONALE R.F.

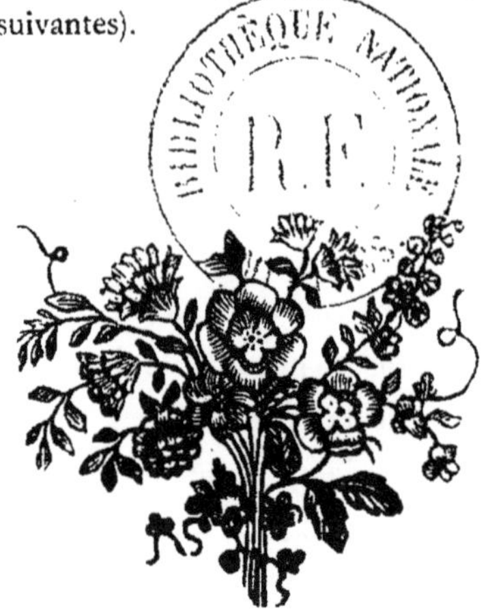

ROUEN, IMPRIMERIE LECERF FILS.

www.ingramcontent.com/pod-product-compliance
Ingram Content Group UK Ltd.
Pitfield, Milton Keynes, MK11 3LW, UK
UKHW012302240726
13966UKWH00004B/1568